VILLE D'AUXERRE

BUREAU MUNICIPAL D'HYGIÈNE

INSPECTION MÉDICALE DES ÉCOLES

Lutte contre la Phtyriase
dans les Écoles

AUXERRE
IMPRIMERIE ET LITHOGRAPHIE DE L'INDÉPENDANT AUXERROIS
Imprimeur de la Préfecture
Rue d'Egleny, 44.

BUREAU MUNICIPAL D'HYGIÈNE

INSPECTION MÉDICALE DES ÉCOLES

Lutte contre la Phtyriase
dans les Ecoles

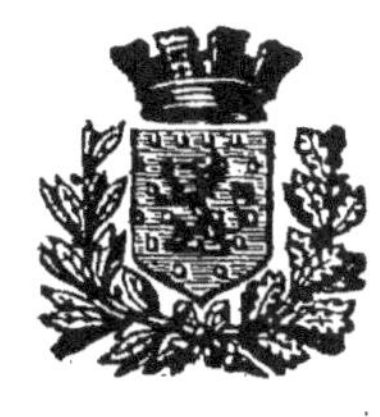

AUXERRE
TYPOGRAPHIE ET LITHOGRAPHIE DE L'INDÉPENDANT AUXERROIS
Imprimeur de la Préfecture
Rue d'Egleny, 14.

LUTTE CONTRE LA PHTYRIASE

DANS LES ÉCOLES

Les Poux chez les Enfants des Ecoles

Les poux sont la cause, chez les enfants des écoles, d'affections diverses du cuir chevelu (impétigo, etc.) ; ils amènent le dépérissement et l'anémie, l'engorgement des ganglions du cou et d'autres accidents.

Leur présence pouvant être considérée comme une maladie, et celle-ci étant essentiellement contagieuse, on exclut des écoles tout enfant qui a des poux en quantité notable.

Lorsque les poux sont en nombre restreint sur la tête d'un enfant, on lui permet malheureusement trop longtemps de fréquenter les écoles. On recommande alors souvent de séparer convenablement les porte-manteaux du vestiaire pour éviter le contact avec les vêtements et la coiffure appartenant aux enfants qui en sont atteints.

On s'est rendu compte, ces dernières années, que le pou pouvait, de plus, être le véhicule d'autres maladies contagieuses, telles que le typhus exanthématique, la lèpre, la gourme, etc.

La lutte contre ces insectes dans les écoles est donc une question qui intéresse au plus haut point l'hygiène de la population tout entière, car, par les enfants, peuvent être apportées dans les familles des affections dont le mode de contagion reste indéterminé (1). Le personnel enseignant est surtout exposé à contracter des maladies contagieuses par l'intermédiaire des poux.

La municipalité d'Auxerre a chargé le Bureau d'Hygiène d'organiser la lutte contre les poux dans les établissements scolaires.

La présente notice indiquera comment la lutte doit se faire.

---

(1) En Allemagne, des mesures sévères sont prises contre la phtyriase, qui n'est pas considérée comme une maladie, mais un état de saleté.

Dans certains pays, on va jusqu'à raser entièrement les cheveux, même ceux des filles. A la Chaux-de-Fonds (Neuchatel-Suisse), tout enfant ayant des poux est exclu de l'école. Si le cinquième jour l'enfant n'est pas revenu en état de propreté, les parents sont frappés d'une amende.

Les Poux - Histoire naturelle et traitement

Les poux sont des insectes appartenant à l'ordre des aptères, ce qui signifie privés d'ailes. L'homme peut avoir trois espèces de poux s'attaquant chacune à différentes régions de son corps. Ces espèces résident exclusivement dans la partie qui leur est propre.

Les poux de la tête, qui ne s'attaquent qu'au cuir chevelu, ont le corps de couleur gris cendre, un peu plus foncé sur les bords, mais cette teinte varie suivant la couleur de la peau des individus ; chez les jeunes enfants très blonds, ils sont parfois presque blancs. Les six pattes de ces insectes sont terminées par de fortes griffes, ou plutôt des pinces pointues mobiles. Leur bouche ou rostre, qui peut mordre et sucer, pénètre dans le cuir chevelu, provoquant de violentes démangeaisons, dont les suites peuvent entraîner de graves désordres.

La femelle, qui est un peu plus grosse que le mâle, pond environ cinquante œufs ou lentes. Au bout de six jours, les petits éclosent et dix-huit jours après, ils sont aptes à se reproduire.

La femelle fixe ses œufs à la base des cheveux, par une matière agglutinante. Ils peuvent s'échelonner en nombre variable sur le même cheveu, de telle sorte que le premier pondu, c'est-à-dire le plus ancien, est toujours placé plus près de la peau ; toutefois, il s'en éloigne progressivement à mesure que le cheveu croît. Quand il en est à plusieurs centimètres et qu'il est vide, on peut en conclure que la pédiculose (présence des poux) remonte à plusieurs mois.

Les grattages continuels, imposés par la présence de ces insectes, produisent des pustules, des amas de croûtes, des plaies dégénérant en ulcères. On voit des enfants dont le cuir chevelu est recouvert d'une croûte informe, sous laquelle grouillent des poux, et comme bon nombre de gens croient que la présence de ces insectes est un signe de santé, on se garde de rien faire pour les détruire, ce qui est absurde.

Lorsque les poux de la tête sont trop nombreux, il faut, pour s'en débarrasser, peigner soigneusement les cheveux avec le peigne fin. Mais ce moyen est insuffisant quand ces parasites sont légion. Il faut alors, pour les détruire, oindre deux ou trois fois de suite, à trois ou quatre jours d'intervalle, le cuir chevelu avec un mélange à parties égales d'huile d'olive et d'huile lampante de pétrole ; on tue ainsi les parasites adultes ; on savonne alors la tête pour la dégraisser et on lave à grande eau.

La cause d'irritation ayant disparu, les lésions amenées par le grattage disparaissent, elles aussi, rapidement (le mélange de pétrole et d'huile est souvent employé pour soigner les brûlures et n'a pas d'action irritante). Lorsque l'on s'est débarrassé des insectes, on agit sur les lentes par un lavage des cheveux avec une solution de sublimé dans le vinaigre ; cinquante centigrammes de sublimé pour un litre de vinaigre. Le vinaigre au sublimé détache les lentes et le peigne fin les entraîne ensuite très aisément.

Il faut bien se garder d'appliquer la lotion de vinaigre au sublimé tant que *les lésions de grattage sont intenses, car on s'exposerait alors à un empoisonnement.* Cette lotion n'est pas, du reste, à répéter ; son application se fait une seule fois. Si on constatait plus tard qu'il reste encore des lentes, on reprendrait le traitement, mais il serait alors tout-à-fait local et n'offrirait aucun danger. Les éruptions dues aux poux guérissent spontanément quand il n'existe plus de parasites, c'est à-dire après l'application d'huile et de pétrole ; c'est alors que l'on se sert, pour détruire les lentes, de la lotion au vinaigre et sublimé

Application du Traitement

Faire, à trois jours d'intervalle, deux applications d'un mélange d'huile d'olive et de pétrole lampant à parties égales. Six à sept jours après, si les lésions produites par le grattage sont suffisamment atténuées, laver au savon noir et à l'eau, et faire une friction au sublimé dissous dans le vinaigre, à raison de cinquante centigrammes de sublimé pour un litre de vinaigre.